# BEI GRIN MACHT SICH IHR WISSEN BEZAHLT

- Wir veröffentlichen Ihre Hausarbeit, Bachelor- und Masterarbeit

- Ihr eigenes eBook und Buch - weltweit in allen wichtigen Shops

- Verdienen Sie an jedem Verkauf

## Jetzt bei www.GRIN.com hochladen und kostenlos publizieren

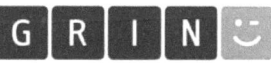

**Bibliografische Information der Deutschen Nationalbibliothek:**

Die Deutsche Bibliothek verzeichnet diese Publikation in der Deutschen National-bibliografie; detaillierte bibliografische Daten sind im Internet über http://dnb.d-nb.de/ abrufbar.

**Impressum:**

Copyright © 2018 GRIN Verlag
Druck und Bindung: Books on Demand GmbH, Norderstedt Germany
ISBN: 9783668996250

**Dieses Buch bei GRIN:**

https://www.grin.com/document/494423

Sophie Trenkler

# Klinische Soziale Arbeit und Brustkrebs

GRIN Verlag

**GRIN - Your knowledge has value**

Der GRIN Verlag publiziert seit 1998 wissenschaftliche Arbeiten von Studenten, Hochschullehrern und anderen Akademikern als eBook und gedrucktes Buch. Die Verlagswebsite www.grin.com ist die ideale Plattform zur Veröffentlichung von Hausarbeiten, Abschlussarbeiten, wissenschaftlichen Aufsätzen, Dissertationen und Fachbüchern.

**Besuchen Sie uns im Internet:**

http://www.grin.com/

http://www.facebook.com/grincom

http://www.twitter.com/grin_com

# Klinische Soziale Arbeit und Brustkrebs

SOPHIE TRENKLER

Abgabetermin: 28.02.2018

Wintersemester 2017/2018

Fachbereich Soziale Arbeit, Bildung und Erziehung

Studiengang Soziale Arbeit

3. Fachsemester

Modul Anthropologische Theorien Sozialer Arbeit
„Medizinische Grundlagen der Sozialen Arbeit – Psychiatrie und Psychotherapie"

# Inhaltsverzeichnis

# Einleitung

Brustkrebs ist eine Erkrankung die alle Bereiche des Lebens der Betroffenen erfassen. Nicht nur das, sie verändert auch das Leben des nahen Umfeldes der Frau. Diese Erkrankung verändert alles.

Mit dem bio-psycho-sozialen Modell entwickelt die Medizin ein Verständnis dafür, dass es nicht nur genetische Ursachen für eine Erkrankung gibt sondern, dass auch andere Einflüsse wirken. Diese Arbeit beschäftigt sich mit der Frage, wie die klinische soziale Arbeit durch Veränderung auf psychologische und soziale Faktoren den Krankheitsverlauf bei Brustkrebserkrankten positiv beeinflussen kann. Dazu geht es im ersten Abschnitt um die Entstehung, die Diagnostik und die Therapie des Brustkrebses. Ein Verständnis über diese Dinge hilft, kompetent mit den Klienten zu arbeiten. Sie beschränkt sich dabei auf die Krankheit bei Frauen, da Männer sehr selten an dieser Form des Krebses erkranken. Im nächsten Abschnitt werden die psychologischen Folgen für das nahe Umfeld der Patientin und auf ihr empfundenes Körperbild beschrieben. Es beschreibt so die psychologischen Auswirkungen im Bio-Psycho-Sozialen Modell. Die Grundlagen der klinischen Sozialen Arbeiten werden im letzten Abschnitt erklärt. Dazu wird auch das Bio-Psycho-Soziale Modell erläutert und die Psycho-Soziale Beratung als eine Methode der klinischen sozialen Arbeit vorgestellt. Medizinische Fachbegriffe werden aus Gründen der Übersichtlichkeit im Anhang erläutert.

# 1 Brustkrebs

## 1.1 Epidemiologie und Ätiologie

Brustkrebs ist mit fast 18% der Krebssterblichkeit und mit 27% der Krebsneubildungen die mit Abstand häufigste Krebsneuerkrankung und zudem tödlichste Krebserkrankung bei Frauen in Deutschland. Jährlich erkranken ca. 69.000 Frauen neu an Brustkrebs, die Zahl ist zudem seit Jahren steigend[1]. Der Altersgipfel liegt zwischen 50 und 69 Jahren. Männer haben mit rund 1 % einen verschwindend geringen Anteil an den Brustkrebserkrankten und sollen in dieser Arbeit keine Rolle spielen, weswegen im Folgenden nur von den weiblichen Betroffenen gesprochen wird. Keinesfalls wird damit die Schwere der Krankheit für Männer für nichtig erklärt. Nur wenige Fälle sind genetisch durch eine Mutation des BRCA-1 oder BRCA-2 Gens betroffen[2]. Eine Häufung tritt zudem bei den Frauen auf, die in gerader und weiblicher (!) Linie, also Mutter/Schwester/Tochter, mit bereits erkrankten Frauen verwandt sind. Die weitaus meisten Frauen erkranken also „zufällig". Dennoch gibt es gewisse Risikofaktoren wie eine bestehende Adipositas, Alkohol- und Nikotinabusus, eine längere Östrogenexposition durch eine frühe

---

[1] vgl. Robert-Koch-Institut 2017 (Internetquelle)
[2] vgl. Sauer 2010, S. 347

Menarche und späte Menopause, wenige bzw. späte Schwangerschaften und kurze Stillzeiten. Eine Krebserkrankung in der eigenen Anamnese erhöht ebenfalls das Risiko. Auch wird immer wieder diskutiert ob die Einnahme von Hormonersatzpräparaten in der Menopause oder durch die Einnahme der Pille eine Risikoerhöhung darstellt. Dies ist aber nicht eindeutig belegt.

## 1.2 Diagnostik und Therapie

Eine Diagnostik erfolgt bei Verdacht auf einen Tumor oder bei einer familiären Belastung durch Verwandte ersten Grades[3]. Auf die Besonderheit der Früherkennung durch das sogenannte Screening bei asymptomatischen Patientinnen soll in dieser Arbeit nicht eingegangen werden. Die Diagnosestellung erfolgt durch drei komplementäre Diagnoseverfahren, die auch zwingend erforderlich sind. Durch einen Gynäkologen oder Radiologen erfolgt eine Inspektion, Palpation und Prüfung einer möglichen Mamillensekretion. Dabei zu beachten ist, dass nur relativ große Tumore ertastet werden können, außerdem ist eine sichere Palpation bei einem dichten Drüsengewebe schwieriger. Als zweites Diagnoseverfahren erfolgt eine Bildgebung durch eine Mammographie, stets von beiden Brüsten und einer ergänzenden Ultraschalluntersuchung. Die Treffsicherheit einer Mammographie hängt hauptsächlich von der Dichte des Drüsenkörpers ab und beträgt 85 – 90%. Die Mammasonographie wird als Ergänzung angefertigt. Durch diese Untersuchung kann der mammographische Befund differenziert werden und zum Beispiel ein zystischer von einem soliden Tumor unterschieden werden. Durch die hohe Sensitivität der Mammographie ist sie das Mittel der Wahl und hat als Primärdiagnostik absoluten Vorrang. Das dritte Diagnoseverfahren ist die Hochgeschwindigkeitsstanzbiopsie. Dabei werden mit einer Hohlnadel unter Ultraschallsicht Gewebeproben von dem entsprechenden Tumor entnommen und zur histologischen Abklärung in ein Labor versandt. Die gewonnenen Gewebepräparate werden dort mikroskopisch untersucht und erlauben Aussagen zur „Art der Veränderung, Gutartigkeit/Bösartigkeit, Differenzierungsgrad des Tumors, Größe der Veränderung [...]"[4]. Die Untersuchung der Gewebeprobe stellt somit das letzte Teil der Diagnosestellung, indem sie die endgültige Diagnose feststellt bzw. auch widerlegt. Die Therapiemöglichkeiten sind so vielfältig, dass hier nur im Allgemeinen darauf eingegangen werden kann. Sie richten sich nach Art des Tumors, der Ansprechbarkeit auf Hormone, der Möglichkeiten des behandelnden Brustzentrums und letztlich auch nach den Wünschen der Betroffenen selber. Aus diesem Grund wird in dieser Arbeit nur auf die drei bestehenden Optionen eingegangen, unabhängig von den Kombinationsmöglichkeiten und bei welcher Art von Tumor sie angewandt werden. Außerdem wird nicht auf komplementärmedizinische bzw. alternative Therapieoptionen eingegangen, da der Nutzen dieser Verfahren in keiner Weise wissenschaftlich belegt sind. Als häufigste Therapieform

---

[3] vgl. Eicher 2008, S. 120
[4] Eicher 2008, S. 130 ff.

wird eine Operation durchgeführt, dabei wird unterschieden zwischen brusterhaltender und brustentfernender Operation[5]. Heutzutage wird versucht in jedem Falle brusterhaltend zu operieren und es wird nur noch in Ausnahmefällen oder auf ausdrücklichen Wunsch der Patientin eine Mastektomie durchgeführt. Eine brusterhaltende Operation zieht stets eine strahlentherapeutische Behandlung nach sich. Dabei wird die betroffene Brust durch den Einsatz von hochenergetischer Strahlung bestrahlt. Durch diese Kombination der beiden Möglichkeiten (Operation und Bestrahlung) ist das Risiko eines Lokalrezidivs auf 5-10 % gesunken. Als dritte Therapiemöglichkeit existiert die Hormon- oder Chemotherapie und wird vor der Operation oder danach eingesetzt. Sie dient zur Eindämmung einer bei 60% der Frauen bestehenden Fernmetastasierung, hat ihren großen Vorteil aber besonders bei Frauen, die vor ihrer Menopause erkrankt sind. Bei diesen Patientinnen birgt sie einen großen Überlebensvorteil, insgesamt ist der Vorteil für alle Patientinnen aber sehr gering[6]. Entgegen der landläufigen Meinung eine Chemotherapie sei schwer verträglich, ist ein überwiegender Teil der Patientinnen beschwerdefrei. Eine Hormontherapie ist nur angezeigt, wenn die Tumorart auf bestimmte Hormone positiv getestet wurde. Eine Kombination der drei Therapieoptionen, individuell für die betroffene Patientin, birgt das Eindämmen einer Fernmetastasierung, sie senkt das Risiko eines erneuten Auftretens des Tumors und sichert langfristig das Überleben.

## 1.3  Tumornachsorge und Rehabilitation

Nachdem die Primärbehandlung erfolgt ist, beginnt die Tumornachsorge und Rehabilitation. Die Nachsorge dient der Früherkennung von Rückfällen und um Begleiterkrankungen zu entdecken.

Primäres Ziel ist die Steigerung der Lebensqualität und weniger die Verlängerung der Lebenszeit. Hierbei spielen eine ganze Reihe von Spezialisten eine Rolle, darunter auch Sozialarbeiter und Psychologen. Mit der Organisation der Nachsorge sollte ein erfahrener Spezialist, zum Beispiel ein niedergelassener Onkologe betraut werden, über den alle Maßnahmen zusammenlaufen. Die Patientin hat aber die Möglichkeit sich für einen Arzt ihres Vertrauens zu entscheiden. Regelmäßige Nachsorgeuntersuchungen erfolgen in den ersten drei Jahren vierteljährlich, im vierten und fünften Jahr halbjährlich, danach jährlich[7]. Bei diesen Terminen wird eine Anamnese erhoben, um das subjektive Befinden zu erfassen. Es erfolgen körperliche und symptomatische Untersuchungen, sowie Mammographiekontrollen, um millimetergroße Veränderungen frühzeitig zu erkennen. Auch sollte die Patientin über alle bevorstehenden Schritte und mögliche Krankheitsverläufe informiert werden. Außerdem sollte sie über bestehende Bewältigungsangebote aufgeklärt werden, um so eine Hilfe zur Selbsthilfe zu ermöglichen[8].

---

[5] vgl. Sauer 2010, S. 350
[6] vgl. Sauer 2010, S. 352
[7] vgl. Beckmann 2010, S. 77
[8] vgl. Delbrück 2003, S. 84

Nachsorge und Rehabilitation sind nicht trennscharf unterscheidbar, sondern haben viele Berührungspunkte. Im Gegensatz zur oben beschriebenen Nachsorge hat die Rehabilitation das Ziel Begleiterscheinungen der Tumorerkrankungen und negative Auswirkungen der Therapie zu lindern und so ebenfalls die Lebensqualität zu verbessern. Das Augenmerk liegt dabei sowohl auf den körperlichen Einschränkungen, wie zum Beispiel entstehende Lymphödeme oder Mobilitätseinschränkungen, aber auch in der Verminderung von beruflichen und sozialen Problemen[9].

Der Rehabilitation steht dabei ein breites Spektrum an Möglichkeiten zur Verfügung. So kann bereits im Krankenhaus durch den Sozialen Dienst eine Anschlussrehabilitation beantragt werden. Körperliche Leiden können durch Massagen und (Wasser-)Gymnastik verbessert werden, so kann auch einer eingeschränkten Mobilität entgegengewirkt werden. Schmerzbekämpfung kann durch Medikation erfolgen. Auch die Versorgung mit einer Brustprothese und der kosmetische Brustwiederaufbau gehören zu Rehabilitationsmaßnahmen.

## 2 Einfluss der Erkrankung auf das Umfeld und das Körperbild

### 2.1 Das nahe Umfeld

Eine Brustkrebserkrankung ist nicht nur eine bedrohliche Situation für die Betroffene, sondern hat Einfluss auf das komplette nähere und fernere Umfeld. Die Erkrankung hat Einfluss auf Partner, Familie, Kinder und Freunde. Sie verändert also das Leben einer ganzen Reihe von Menschen. Dazu ein Zitat eines Ehepartners einer Betroffenen: „Für uns beide ist die Situation völlig neu, ich frage mich, warum nur sie [...]. Ich fühle mich hilflos [...] sie macht das alles so gut, sie ist so stark [...] ich müsste doch so stark sein, ich bin es aber nicht [...]"[10]. Es beschreibt eindrücklich wie das Umfeld der Betroffenen sich fühlen muss, zu sehen wie die Angehörige leidet, aber nicht direkt eingreifen zu können. Sie fühlen sich oft überfordert nicht den richtigen Umgang oder den richtigen Ton treffen zu können. Und dennoch steht die Erkrankte im Mittelpunkt, oft ist zu beobachten, dass eine Unsicherheit besteht wie mit ihr umgegangen werden kann (muss). Mimt sie die Starke, kommen meist auch die Angehörigen besser mit der Krankheit zurecht. Bei der Behandlung ist also stets auch das Umfeld im Rahmen der Möglichkeiten mit einzubeziehen.

Vorrangig löst eine Brustkrebserkrankung eine akute psychische Krise aus. Vieles deutet darauf hin, dass Gespräche und Unterstützung durch das nahe Umfeld einen positiven Effekt auf den Krankheitsverlauf, vor allem aber bei der Bewältigung mit dieser haben. Bei der Unterstützung des Umfeldes spielt die Lebenswelt wieder eine große Rolle. Die Erfahrung einer potentiell lebensbedrohlichen Erkrankung kann sich in beide Richtungen verstärken. Einerseits kann es zu

---

[9] vgl. ebd. S. 62
[10] Eicher 2008, S. 258 f.

einem Näher-Rücken kommen, ein sich darauf besinnen wie wichtig die Person ist. Andererseits kann sie auch zum Aufbruch schwelender Konflikte führen und somit zu einem Bruch. Sofern alle bereit dazu sind, sollte der Umgang mit der Krankheit und möglicherweise entstehenden Konflikten in die Therapie mit einbezogen werden. Kinder bedürfen einer besonderen Behandlung. In der Mitteilung und der Erfahrung der Erkrankung sollten sie unbedingt mit einbezogen werden. Allerdings ist darauf zu achten, dass dies altersgerecht und schrittweise erfolgt. Betroffene neigen dazu ihre Kinder schützen zu wollen und nicht zusätzlich zu belasten. Dies birgt jedoch die Gefahr, dass Kinder sich schuldig fühlen, Ängste entwickeln oder falsche Vorstellungen der Krankheit erleben. Kinder sind feinfühliger als ihnen zugestanden wird und spüren so recht schnell, dass sich im Gefüge etwas ändert. Im Prozess und Verlauf der Brustkrebserkrankung sollten sie also mit einbezogen werden, damit sie nicht das Vertrauen in ihre wichtigsten Bezugspersonen verlieren. Angehörige einer Erkrankten sind oft bis an ihre eigenen Belastungsgrenzen gefordert und bedürfen dann selbst Unterstützung[11]. Hier können zum Beispiel gemeinsame Aufenthalte in Rehabilitationskliniken helfen oder Selbsthilfegruppen für Angehörige.Die wichtigste Unterstützungsquelle bleibt für die Betroffene das nahe Umfeld, auch als primäres Netzwerk bezeichnet. In der Literatur wird es beschrieben als persönliche Beziehungen mit informellen Charakter, die nicht organisiert werden müssen. Sie unterscheiden sich damit von den Netzwerken, die aus einen Zwang herausgebildet werden, so wie die Beziehung die zu dem Arzt oder Therapeuten aufgebaut werden (müssen)[12]. Es sollte also darauf geachtet werden, dieses primäre Netzwerk zu erhalten und auszubauen. So werden die Klienten auch nicht vom Hilfesystem abhängig gemacht und behalten ihre Eigenständigkeit, was stets das oberste Ziel sozialer Hilfen sein sollte.

## 2.2   Das Körperbild

Das Körperbild hat einen ganz entscheidenden Einfluss auf das Selbstkonzept eines Menschen[13]. Viele Frauen definieren sich über ihr Äußeres, eine Veränderung in ihrem Körperbild verändert dementsprechend auch ihr Selbstbewusstsein und die Eigenwahrnehmung. Es gibt wenige Studien die sich mit diesem Thema befassen, es gibt auch nur wenige Zahlen für Deutschland. Eine Studie aus 1999 legt aber nahe, dass 30% der Krebspatientinnen unter einem veränderten Körperbild leiden und sich weniger attraktiv fühlen. Der Umgang mit der Diagnose Brustkrebs hängt auch von kulturellen Einflüssen ab. In unserer westlichen Welt hat das Aussehen einen großen Stellenwert, zusätzlich angefeuert durch mediale Darstellungen des weiblichen Körpers, in denen die Brust fast synonym mit Erotik verwendet wird[14]. Die weibliche Brust hat in unseren Kulturkreis einen hohen Symbolcharakter, steht für Weiblichkeit, Mütterlichkeit und Sexualität.

---

[11] vgl. Delbrück 2003, S. 10 f.
[12] vgl. Quilling et al. 2013, S. 15

[13] vgl. Eicher 2008, S. 303 f.
[14] vgl. Eicher 2008, S. 36

Schon gesunde Frauen sind oft mit ihrem empfundenen Körperbild nicht im Reinen, umso schwerer fällt das dann erkrankten Frauen. Ein verändertes Körperbild ist die offensichtlichste (augenscheinlichste) Nebenwirkung einer Brustkrebserkrankung. Eine gesunde und schöne Brust steht für viele gleichbedeutend mit einer gesunden und auch selbstbewussten Frau. Dies lässt vielleicht verstehen, warum die Diagnose Brustkrebs so angstbesetzt und existentiell bedrohend ist. Die Erkrankung bedroht also nicht nur akut das Leben, sondern fordert die Frau auch auf sich mit ihrem Körperbild und dann auch dem veränderten Körperbild auseinander zu setzen. Haare fallen aus, es bildet sich eventuell ein Lymphödem, die Brust wird operativ verändert ggf. auch ganz entfernt. In der Beratung und Arbeit mit Brustkrebspatientinnen sollte dieses Thema nicht ausgespart werden und es sollte mit der Betroffenen zusammengearbeitet werden, dass eigene Körperbild positiver wahrzunehmen. Frauen die aktiv an der Therapieplanung einbezogen werden, können ihr verändertes Körperbild eher akzeptieren, als Frauen die nicht an Entscheidungen teilnehmen[15]. Zudem muss die Klientin darüber informiert werden, dass es viele Möglichkeiten gibt, um die Veränderung des Körperbildes in annehmbare Bahnen zu lenken. So gibt es Perücken und spezielle BHs die einer Brust nachempfunden sind und es so äußerlich nicht mehr sichtbar ist, ob die Brust operativ verändert oder gar entfernt worden ist.

# 3 Klinische Soziale Arbeit

## 3.1 Grundlagen

Klinische Sozialarbeit wird als Fachdisziplin innerhalb der Sozialen Arbeit verstanden, ist im Gesundheitswesen angesiedelt und erfährt darin auch ihre Begründung. Leistungen erfolgen im stationären, also zum Beispiel im Krankenhaus, oder im ambulanten Bereich. Klinische Sozialarbeiter begleiten Patienten bei Krankheiten, Behinderungen und psychosozialen Krisen. Es wird versucht psychosoziale Störungen und körperliche Beeinträchtigungen zu behandeln, um die Folgen zu heilen, zu lindern oder die Situation für den Klienten zu verbessern. Dabei ist die Behandlung aber nicht nur auf psychotherapeutische Methoden festgelegt, sondern auch auf die psycho-soziale Betreuung. Das Ziel ist die psycho-soziale Situation und Umwelt des Klienten so zu verändern, dass dieser in seiner Lebenswelt mit den geänderten Bedingungen besser zurechtkommt. Dabei bezieht Klinische Sozialarbeit auch das direkte Umfeld mit ihren Bezugspersonen mit ein, sowie auch beteiligte Institutionen und Professionen. „Klinisch" wird bei diesem Ansatz nicht nur mit dem Krankenhaus assoziiert, sondern eher im angelsächsischen Sprachbezug, wo „clinical" auch den therapeutischen Bezug mitdenkt. Klinische Sozialarbeit verbindet also die Orientierung auf das Individuum und auf das System. Primär ist sie dabei aber auf den Klienten und dessen Lebenswelt zentriert und versucht durch

---

[15] vgl. Eicher 2008, S. 302

verschiedene Methoden den Klienten zu helfen mit seiner Krankheit zurechtzukommen, aber auch das System zu verbessern indem dieser agiert[16]. Unter Einfluss der National Federation of Societies for Clinical Social Work haben sich 1989 mehrere einflussreiche Organisationen auf eine Definition geeinigt, die die Grundzüge der Methoden der klinischen Sozialarbeit festlegt: "Die Theorien und Methoden der Sozialen Arbeit bei der Behandlung und Prävention psycho-sozialer Dysfunktionalität, Beeinträchtigung oder Behinderung einschließlich emotionaler und geistiger Störungen."[17] Weiter heißt es darin, dass sie sich auf Theorien der psycho-sozialen Entwicklung, des Verhaltens und der Psychopathologie bezieht. Hauptaugenmerk liegt dabei auf der Theorie des Person-in-Environment und hat zum Ziel die psycho-sozialen Funktionen von Klienten und auch deren Netzwerkes zu stabilisieren und zu verbessern. Sie interveniert, stellt Diagnosen, behandelt und berät. Sie steht außerdem für eine klientenzentrierte Fürsprache. Der Schwerpunkt der Arbeit liegt aber, auch in Anlehnung an das biopsychosoziale Modell, auf der Verbesserung des Sozialen. Die Klinische Sozialarbeit bedient sich dabei augenscheinlich Methoden und Theorien der Psychotherapie, Psychologie und Medizin[18]. Ihre Begründung und auch Berechtigung hat sie aber darin, dass sie von Natur aus auf die Verbesserung sozialer Ungleichheiten und Benachteiligungen zielt, wie soziale Ressourcen entstehen und genutzt werden können. Einen großen Vorteil hat sie außerdem auch darin, dass die Soziale Arbeit (schon immer) interdisziplinär gehandelt hat, sie familienorientiert arbeitet (zur Stärkung der sozialen Netzwerke), nicht nur in Akutfällen, sondern auch in der Langzeitbehandlung agiert und in der Beratung Vorteile hat. Klinische Sozialarbeiter arbeiten in verschiedenen Handlungsfeldern, so in Akut- und Fachkrankenhäusern, in unterschiedlichsten Beratungsstellen, in der Kinder- und Jugendhilfe, vor allem im Übergang zur Kinder- und Jugendpsychiatrie, in allgemeinen Psychiatrien, in Einrichtungen der Resozialisierung und letztlich in der Gerontopsychiatrie und Geriatrie. Gerade im Krankenhaus hat die klinische Sozialarbeit großes Potential bei der Behandlung von Patienten. Sie kann hier vielfältige Aufgaben übernehmen, so zum Beispiel in der Diagnostik durch die Erhebung einer Sozialanamnese, die psychosoziale Beratung, Methoden der sozialen Einzelfallhilfe, Kontakte erhalten/wiederherstellen mit Familie oder dem alten Arbeitsplatz oder eine familientherapeutische Arbeit annehmen. Außerdem kann sie auch Rehabilitationsmaßnahmen anbieten, wie im ersten Kapitel beschrieben. Ein weiterer wichtiger Punkt für die klinische Sozialarbeit ist aber auch die Öffentlichkeitsarbeit, um Vorurteile abzubauen und wichtige Aufklärungsarbeit zu leisten[19].Soziale Arbeit ist relativ neu im Gesundheitswesen und muss sich so gegen bewährte Disziplinen und Professionen behaupten. Im Gesundheitswesen ist Medizin die wichtigste und größte Disziplin. Diese beschränkt sich aber hauptsächlich auf die körperlichen Folgen einer Erkrankung, die psychischen und sozialen

---

[16] vgl. Pauls 2004, S. 265
[17] Pauls 2004, S. 14
[18] vgl. Schaub 2008, S. 20
[19] vgl. Pauls 2004, S. 334

werden von anderen Disziplinen bearbeitet. Erschwerend kommt hinzu, dass die klinische Sozialarbeit auch in der Sozialen Arbeit nur einen randständigen Bereich einnimmt. Es fällt ihr damit schwer sich gegen bestehende und etablierte Berufe durchzusetzen und ihren Stellenwert zu stärken[20]. Gerade die Abgrenzung zur Psychotherapie und den Pflegewissenschaften ist nicht einfach und kann nicht trennscharf erfolgen, außer dass die angewandten Methoden von unterschiedlichen Professionen angeboten werden. Die Psychotherapie befasst sich mit den psychischen und psychosomatischen Folgen körperlicher Erkrankungen. Sie erbringt Leistungen in der Diagnostik, Intervention und auch Rehabilitation. Gerade die Pflegewissenschaften bedienen sich Methoden und Techniken der Sozialen Arbeit, wie der Netzwerkarbeit, dem Empowerment, sowie allgemein den psychosozialen Auswirkungen einer Erkrankung. Die Soziale Arbeit, vor allem die klinische Sozialarbeit, kann sich hier profilieren, da es zu ihrem Grundverständnis gehört multidisziplinär und multiperspektivisch zu arbeiten. Sie arbeitet stets quer zu den Professionen und hat ihre Stärke auch in der Unterstützung zur Kooperation zwischen den Professionen. Durch die umfassende Sozialanamnese, die Fürsprache für den Patienten und der Aufklärungsarbeit, die klinische Soziale Arbeit auch und vor allem in unteren sozialen Schichten leisten sollte, hat sie ihre Daseinsberechtigung. Klinische Soziale Arbeit greift insofern umfassender als die Psychotherapie, da sie auch Prävention und Aufklärungsarbeit leistet und so eine wichtige Arbeit in der Gesundheitsförderung der Bevölkerung erfüllt.

## 3.2 Das Bio-Psycho-Soziale Modell

In den letzten Jahrzehnten reift in der Medizin die Erkenntnis, dass auch soziale Faktoren Einfluss auf die Entstehung von Krankheit und demzufolge der Wiedererlangung von Gesundheit haben. In den 1970er Jahren ist das Bio-Psycho-Soziale Modell von Engel beschrieben worden[21]. Es beruht auf der Annahme, dass Alles mit Allen verbunden ist und in Wechselwirkung steht. Das Modell teilt Einflussfaktoren in drei Ebenen auf, die im ständigen Austausch miteinander stehen und sich gegenseitig beeinflussen. Die drei Komponenten (Biologie, Psychologie und Soziales) beruhen aufeinander und stehen in Beziehung zueinander. In Studien konnte nachgewiesen werden, dass soziale Einflüsse sich ebenso auf die Gesundheit auswirken, wie Genetische[22]. So sind Menschen mit einen ausgeprägten (und subjektiv positiv bewerteten) sozialen Umfeld gesünder und weniger anfällig für Krankheiten. Andererseits ist der Krankheitsverlauf bei Menschen mit einem geringen sozialen Unterstützungsnetzwerk eher schlechter. Die Neurobiologie mit ihren genetischen Voraussetzungen, individuelle psychische Faktoren mit erlernten Verhalten und Frustrationstoleranzen und als letztes soziale Faktoren mit Erziehung, und den Einfluss des nahen Umfeldes, stehen in Abhängigkeit zueinander. Dieses Modell ermöglicht einen multidimensionalen Behandlungsansatz und erlaubt eine systemische

---

[20] vgl. ebd., S. 20 f.
[21] vgl. Schüßler 2011, S. 295
[22] vgl. Pauls 2004, S. 20

Betrachtung des Patienten. Es kann helfen zu verstehen, warum Menschen bei verschiedenen Belastungen an der gleichen Erkrankung erkranken, warum Veränderungen im Bio-System (zum Beispiel durch einen körperlichen Schaden) unterschiedlich verarbeitet werden. Sie trägt der Tatsache Rechnung, dass extreme psychische Belastungen jeden Menschen erkranken lassen können, ganz gleich wie gut oder schlecht sein nahes Umfeld ihn unterstützt. Wird ein Faktor verändert, reagieren im Umkehrschluss alle anderen Faktoren ebenfalls. So kann dieses Modell Ursache und Wirkung von psychischen Erkrankungen möglicherweise erklären. Betrachtet man Krankheit nur als lineare Verschiebung zwischen Gesundheit und Krankheit, wenn Krankheit als Störung im Betriebssystem definiert wird, vernachlässigt man den Einfluss, den soziale Faktoren auf den Körper haben. Dennoch bleibt festzuhalten, dass es keine eindeutig belegbaren Studien gibt, die den Schluss zulassen, dass negative psychosoziale Einflüsse Krebs entstehen lassen! Vielmehr wirken sich positive psychosoziale Faktoren günstig auf den Krankheitsverlauf aus[23].Bei einer Brustkrebserkrankung ist in diesem Modell eindeutig, dass zu allererst die körperliche Auswirkung spürbar wird. Da diese Erkrankung meist aber nicht im akuten Zustand verbleibt, sondern chronisch verläuft, entwickeln Betroffene ein Abhängigkeitsverhältnis zu versorgenden Berufsgruppen, so zum Beispiel Ärzte und Therapeuten, aber auch zu Angehörigen und dem nahen Umfeld. Ärzte und Therapeuten behandeln hierbei die körperlichen Auswirkungen, um den Menschen zu heilen oder zumindest negative Auswirkungen zu lindern. Sozialarbeiter bearbeiten vorrangig die sozialen Folgen der Krankheit. Sie können dazu beitragen, ein Gleichgewicht im bio-psycho-sozialen Modell zu erreichen, um so die Auswirkungen und Langzeitfolgen der Krankheit zu lindern und sie so im Verlauf besser zu bewältigen. Die Aufgabenbereiche beziehen sich hierbei vor allem auf Hilfestellung bei der Regelung von beruflichen und sozialen Angelegenheiten, wie der Frage nach beruflichen und auch finanziellen Problemen. Die klinische soziale Arbeit kann helfen ein neues Selbstbild zu finden, das Wohlbefinden zu steigern, das emotionale Gleichgewicht (wieder-) herzustellen, bei der Findung einer neuen sozialen Rolle zu helfen, eine tragfähige Beziehung zu helfenden Berufsgruppen aufbauen und akute Krisen zu bewältigen[24].  Bei der Arbeit mit brustkrebserkrankten Frauen kann dieses Modell helfen, die Betroffenen in Form von sozialer Beratung zu unterstützen, die akute Phase zu überwinden. Dies kann durch Rehabilitationsmaßnahmen geschehen, die weiter oben beschrieben wurden. Im weiteren Verlauf geschieht die Unterstützung etwa durch Ressourcenanalyse und Angehörigenbetreuung[25].

Soziale Prozesse haben einen großen Einfluss auf die Gesundheit und müssen so in der Behandlung von Erkrankungen mitberücksichtigt werden. Im optimalen Fall werden alle drei

---

[23] vgl. Kusch 2013, S. 24
[24] vgl. Pauls 2004, S. 331 f.
[25] vgl. Ansen 2008, S. 56

Faktoren berücksichtigt und wirken günstig aufeinander. Dies ist aber ein hochkomplexer Vorgang, der stets überprüft werden muss. Sie erfordern ein hohes Maß an Selbstreflexion und von Seiten des Sozialarbeiters auch die Fähigkeit zu wissen, welche Fachperson das nötige Wissen besitzt. Eine angemessene Behandlung setzt so auch eine interdisziplinäre Zusammenarbeit aus.

## 3.3 Psychosoziale Beratung

Die brustkrebserkrankte Frau steht nach der Diagnosestellung vor einer Reihe von Entscheidungen und Problemen. Sie muss sich für und gegen verschiedene Therapien entscheiden, ihre berufliche Laufbahn planen oder aufgeben, Termine im Überblick behalten und ist essentiell auf Unterstützung durch Familie und Freunde angewiesen. Verbunden mit den Schock der Diagnose und der akuten Krise ist es möglich, dass viele Informationen verloren gehen. Zudem beklagen viele Frauen häufig wechselnde Bezugspersonen und dadurch entstehende Vertrauensverluste, das Gefühl nicht jeden aufs Neue seine Geschichte erzählen zu können[26]. Diese Problematik verhindert einen positiven Krankheitsverlauf. Die Klientin sollte in die Lage versetzt werden ihre eigenen Bedürfnisse zum Ausdruck bringen zu können, dafür muss ein Rahmen geschaffen werden. Im Umkehrschluss bedeutet das, dass ihre Wünsche respektiert werden müssen, auch, wenn sie etwa lebenserhaltende Therapien ablehnt. Psychosoziale Beratung ist ein Arbeitsfeld innerhalb der klinischen Sozialen Arbeit. Handlungsdefizite und Orientierungsschwierigkeiten der Betroffenen werden im Kern erfasst, die gerade auf Grund des Gesundheitszustandes auftreten. In der Beratung wird darauf Rücksicht genommen und empathisch umgegangen. Psychosoziale Beratung agiert im Vor- bzw. Umfeld von medizinischen Einrichtungen[27]. Ein multidimensionales Fach- und Verweisungswissen sind hier Voraussetzung, um interdisziplinär arbeiten zu können. Der Klient wird durch verschiedene Techniken, zum Beispiel Anhören und Befragen, dazu befähigt, eine eigene Problemlösung zu gestalten. Die Beratung hat zum eindeutigen Ziel, eine positive psychische Veränderung beim Klienten zu erlangen und Halt zu bieten. Dies geschieht durch Klärung von Konflikten, Ressourcenanalyse und konkreter Handlungshilfe. Von der Psychotherapie ist sie insofern abzugrenzen, als dass die psychosoziale Beratung konkrete Handlungsmöglichkeiten vorschlägt und versucht diese mit umzusetzen und keine allgemein gehaltenen Verbesserungswünsche bereithält. So befinden sich die Klienten in Umbruchsituationen und bedürfen konkreter Handlungspläne, die auch realisierbar sind. Damit zielt die psychosoziale Beratung eher auf eine kurzfristige Verbesserung der Situation und ist nicht auf langfristige Arbeit angesiedelt. Die Lebenswelt der Betroffenen zu erfahren, mit ihrem sozialen und ökologischen Hintergrund, auch mit vorhandenen Netzwerken und Potentialen, ist die wichtigste Voraussetzung für eine

---

[26] vgl. Eicher 2008, S. 42
[27] vgl. Pauls 2004, S. 272 f.

erfolgreiche Beratung. Nur so können konkrete Ziele formuliert werden, die auch realisierbar sind und so zu einer Verbesserung der Lebenssituation führen und damit längerfristig auch die Möglichkeit bieten Gesundheit wiederzuerlangen.Studien legen nahe, dass Kommunikation und Dialoge mit Angehörigen, aber auch Professionellen, den Betroffenen hilft, mit der Erkrankung besser zurechtzukommen und diese zu bewältigen. Eine aufgeklärte Patientin ist zudem weniger ängstlich. Diese Punkte sollten auch bei der Beratung berücksichtigt werden. Bei der psychosozialen Beratung kommt es zu der Besonderheit, dass die Klienten mit einem Defizit in ihrer eigenen Selbstwahrnehmung und der tatsächlichen Situation zu kämpfen haben, dass der Körper durch die Krankheit nicht so funktionieren kann, wie es gewünscht ist. Es besteht eine Diskrepanz zwischen objektivem und subjektiven Zustand[28]. Dies wird vor allem bei brustkrebserkrankten Frauen deutlich, die in den meisten Fällen offensichtliche körperliche Veränderungen erleiden (s. Kap. 2.2) Das Ziel muss also außerdem sein, Frauen in eine akzeptierende Haltung zu bringen und Möglichkeiten der selbstständigen und selbstbewussten Lebensführung zu bringen. Zusammenfassend stellt die psychosoziale Beratung eine Methode innerhalb der klinischen sozialen Arbeit zur Verfügung, die den Klienten Orientierung bieten kann, hilft Erfahrungen zu ordnen und zu reflektieren und vor allem Dingen konkrete Handlungsoptionen anbietet.

## 4 Schluss

Abschließend kann gesagt werden, dass die Arbeit mit brustkrebserkrankten Patientinnen ein komplexer und vor allem sehr sensibler Vorgang ist. Die Betroffenen haben mit vielen neuen Situationen umzugehen, oft stellt sich ihr komplettes Leben auf den Kopf, Beziehungen brechen oder werden neu entdeckt. Diese Arbeit hat versucht zu zeigen, dass es durchaus möglich ist, positiven Einfluss auf den Krankheitsverlauf zu nehmen, wenn zum Beispiel versucht wird, das primäre Netzwerk einer Erkrankten zu stabilisieren. Es wurden bewusst nur exemplarische Beispiele, wie das veränderte Körperbild ausgewählt, da diese Faktoren meiner Meinung nach diejenigen sind, auf die besonders sensibel eingegangen werden muss und die stets im Hinterkopf behalten werden müssen. Durch meine Arbeit in einer radiologischen Praxis komme ich oft mit Nachsorgepatientinnen und auch frisch operierten Patientinnen in Kontakt. In den allermeisten Fällen ist es den Frauen deutlich anzumerken, dass sie besonders unsicher sind, wie sie mit ihrer operierten Brust auf andere wirken. Auch lernte ich, dass viele Patientinnen nicht ausreichend informiert werden was mit ihnen geschieht und sie so oft sehr unsicher und ängstlich agieren.

Die klinische Soziale Arbeit, und in ihr vor allem die psychosoziale Beratung, stellen für mich interessante Ansätze dar, mit diesen Patientinnen zu arbeiten. Klientinnen können so aufgeklärt und informiert werden und dann selbstbewusst für ihre Rechte und Wünsche eintreten. Allerdings

---

[28] vgl. Pauls 2004, S. 276 f.

stellt sich die Frage inwieweit Brustkrebspatientinnen mit klinischer Sozialer Arbeit überhaupt in Berührung kommen. Die Psychotherapie ist in der psychosozialen Beratung die dominierende Profession. Dennoch bin ich der Meinung, dass die klinische soziale Arbeit durchaus ihre Vorteile und Potentiale hat, da sie aus ihrem Grundverständnis heraus interdisziplinär arbeitet und bei der Bevölkerung Aufklärungsarbeit leistet. Und gerade in dieser Informationsgewinnung sehe ich die beste Chance Ängste abzubauen. Denn nur wer informiert und aufgeklärt ist, weiß was ihn erwartet und kann mit möglichen Folgen besser umgehen.

# 5  Anhang

Epidemiologie – Häufigkeit und Verbreitung von Krankheiten

Ätiologie – Ursachen von Krankheiten

Menarche – Erste Regelblutung

Menopause – Wechseljahre

Sensitivität – Genauigkeit medizinischer Untersuchungen

Mastektomie – Brustentfernung

Lokalrezidiv – Rückfall der Erkrankung an gleicher Stelle

Rezidiv – Rückfall der Erkrankung

# 6 Quellenverzeichnis

Ansen, Harald: Soziale Beratung in der Klinischen Sozialarbeit und ihr spezifischer Behandlungsbeitrag bei Krankheit. In: Ortmann, Karlheinz / Röh, Dieter (Hrsg.): Klinische Sozialarbeit. Konzepte, Praxis, Perspektiven. Freiburg im Breisgrau 2008, S. 51- 69.

Beckmann, Isabell-Annett: Brustkrebs. In: Deutsche Krebshilfe e.V. (Hrsg.): Der blaue Ratgeber. Brustkrebs. Bonn 2010.

Delbrück, Hermann: Krebsnachbetreuung. Nachsorge, Rehabilitation und Palliation. Berlin 2003.

Eicher, Manuela/Marquard, Sara (Hrsg.): Brustkrebs. Lehrbuch für Breast Care Nurses, Pflegende und Gesundheitsberufe. Bern 2008.

Kusch, Michael/ Labouvie, Hildegard/ Hein-Nau, Birgitt: Klinische Psychoonkologie. Berlin 2013.

Pauls, Helmut: Klinische Sozialarbeit. Grundlagen und Methoden psycho-sozialer Behandlung. Weinheim 2004.

Quilling, Eike/ Nicolini, Hans J./ Graf, Christine/ Starke, Dagmar: Praxiswissen Netzwerkarbeit. Gemeinnützige Netzwerke erfolgreich gestalten. Wiesbaden 2013.

Robert-Koch-Institut (Hrsg.): Krebs in Deutschland für 2013/2014. 11. Ausgabe. Berlin 2017 [URL: https://www.krebsdaten.de/Krebs/DE/Content/Publikationen/Krebs_in_Deutschland/kid_2017/krebs_in_deutschland_2017.pdf?__blob=publicationFile]

Sauer, Rolf: Strahlentherapie und Onkologie. 5. Aufl. München 2010.

Schaub, Heinz-Alex: Klinische Sozialarbeit. Ausgewählte Theorien, Methoden und Arbeitsfelder in Praxis und Forschung. Göttingen 2008.

Schüßler, G. / Brunnauer A.: Psychologische Grundlagen psychischer Erkrankungen. In: H.-J. Möller, G. Laux, H.-P. Kapfhammer (Hrsg.): Psychiatrie, Psychosomatik, Psychotherapie. 4. Aufl. Berlin 2011.

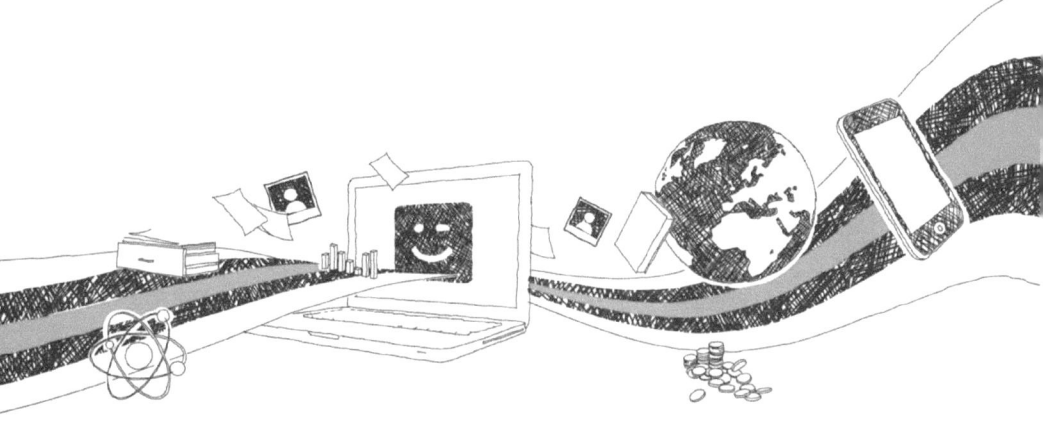
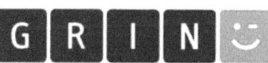